DE LA

PNEUMONIE INTERSTITIELLE

DU SOMMET DES POUMONS CHEZ LES VIEILLARDS

PAR

AUGUSTE CAVASSE

DOCTEUR EN MÉDECINE

PARIS

LEFRANÇOIS, LIBRAIRE-EDITEUR

9, RUE MONSIEUR-LE-PRINCE, 9

1868

DE LA

PNEUMONIE INTERSTITIELLE

DU SOMMET DES POUMONS CHEZ LES VIEILLARDS

INTRODUCTION.

Tous les médecins qui ont eu occasion d'étudier les maladies des vieillards ont été frappés de la fréquence des altérations du sommet des poumons à cet âge. On peut considérer, en effet, comme l'exception, les cas où la partie supérieure de ces organes se présente dans un état complet d'intégrité. Très-souvent on trouve, ordinairement des deux côtés, quelquefois d'un seul, des adhérences plus ou moins considérables avec froncement et dépression de la surface pulmonaire; mais surtout on constate une induration superficielle, d'une étendue variable, constituant une espèce de plaque blanc-jaunâtre, plus ou moins épaisse, et dont la coloration tranche visiblement sur le tissu voisin. La lésion ne se présente pas toujours sous cette forme; simultanément ou séparément, on peut trouver, soit des cavernes organisées et revenues sur elles-mêmes, soit des noyaux de matière caséeuse, crétacée, calcaire et même ossiforme, bien que ce dernier cas soit de beaucoup le plus rare. Habituellement, au pourtour de l'altération, la coloration du tissu pulmonaire est très-foncée et plus prononcée que dans le reste de l'organe. Laissant de côté la plupart de ces lésions si diverses, je veux m'occuper seulement de cette induration superficielle que Rogée (1) a décrite sous le nom d'*induration chronique*, qui peut s'accompagner de *froncement* et *dépression* de la surface du poumon à ce niveau, et que l'on appelle aujourd'hui pneumonie interstitielle. « Les cas où la *pneumonie interstitielle* est très-peu intense et limitée seulement à la partie supérieure du lobe supérieur, sont tellement fréquents chez tous les vieillards indistinctement, qu'on doit les regarder comme une lésion purement sénile » (2). Cette phrase de MM. Hérard et Cornil limite nettement le sujet que j'ai l'intention de traiter.

Je me propose, dans ce travail :

1° D'étudier l'anatomie pathologique de la pneumonie interstitielle du sommet ;

2° De faire l'étiologie et la pathogénie de cette altération ;

3° D'examiner si cette lésion est capable de

(1) Rogée. Curabilité de la phthisie pulmonaire (*Arch. de méd.*, 1839.

(2) Hérard et Cornil. Phthisie pulmonaire, 1867, p. 176.

donner lieu, pendant la vie, à des symptômes qui puissent la caractériser.

Qu'il me soit permis, en commençant, d'exprimer ma reconnaissance à mon excellent maître M. le professeur Vulpian, qui a bien voulu mettre à ma disposition les observations de 6 malades de la Salpêtrière, dont j'ai pu examiner moi-même les pièces, grâce à l'obligeance de M. Liouville, interne du service. Je dois également à l'obligeance de M. Bourneville, interne à l'hospice de la Salpêtrière, d'avoir examiné les poumons d'une femme morte dans le service de M. Charcot.

J'ai trouvé à la salle d'autopsie de l'hôpital de la Pitié, 2 malades ayant succombé dans le service de M. le Dr Gallard, et qui présentaient aussi au sommet des poumons une altération de même nature. C'est en m'éclairant de l'analyse de ces 9 observations et des détails signalés par les auteurs, dont j'aurai souvent l'occasion de citer les noms dans le courant de ce travail, que je vais tâcher de décrire l'inflammation chronique interstitielle du sommet des poumons.

CHAPITRE PREMIER.

ANATOMIE PATHOLOGIQUE.

La lésion du sommet des poumons, dans les cas de pneumonie interstitielle simple, semble se rapporter toujours à la même forme anatomique ; on sait qu'il n'en est pas de même dans les cas de pneumonie se développant autour de foyers tuberculeux, gangréneux, de kystes hydatiques, etc., etc. ; alors on peut rencontrer les diverses formes d'altération pulmonaire que l'on trouve dans les cas de pneumonie chronique lobaire simple, c'est-à-dire l'hépatisation rouge et l'hépatisation jaune. Mais le plus communément toutefois, dit M. Charcot (1), c'est l'induration grise, ardoisée, granulée, et surtout l'induration plane qu'on rencontre.

Caractères extérieurs. — L'induration superficielle constitue une espèce de plaque, dont le diamètre varie depuis 1 centimètre environ jusqu'à 5 cent. 1/2 à peu près, dont l'épaisseur est de 1 millimètre à 2 centimètres, le plus souvent de 4 à 6 millimètres (2). Ces plaques sont ordinairement plus épaisses à leur centre que partout ailleurs ; leurs

(1) Charcot. De la pneumonie chronique, 1860, p. 62.
(2) Rogée, loc. cit.

bords s'amincissent insensiblement, de manière qu'elles ne sont pas nettement circonscrites. Quelquefois il y a *dépression* et même *froncement* de la surface. Les adhérences à ce niveau ne sont pas constantes, comme on pourrait le croire, même lorsque la plèvre qui les recouvre est altérée. Rogée les a vues manquer dans les deux septièmes des cas.

Le feuillet viscéral de la plèvre présente des modifications importantes : tantôt à peine épaissi, il forme comme une toile d'une teinte légèrement laiteuse (obs. 1 et 2) ; d'autres fois, l'épaississement est beaucoup plus considérable, il atteint de 4 à 5 millimètres et même plus (obs. 5) ; dans ce cas, la séreuse a une coloration d'un blanc jaunâtre, d'aspect cartilagineux, bien que ne présentant jamais les cellules caractéristiques (1). Il est assez fréquent de constater à la surface des saillies mamelonnées variant de la grosseur d'une tête d'épingle (obs. 3, 4), à celle d'un pois, et même davantage. Enfin, dans certains cas, on constate une crétification plus ou moins étendue (obs. 5, 6). Il n'est pas très fréquent de trouver, dans l'épaisseur même de la plèvre épaissie, des ramifications vasculaires visibles à l'œil nu (obs. 7) ; elles sont ordinairement situées sous la séreuse et rampent à la surface du tissu sclérosé.

La plèvre est assez adhérente, et quand on essaye de l'enlever, on entraîne avec elle une faible quan-

1) Hérard et Cornil, loc. cit., p. 172.

tité de tissu pulmonaire; on tombe alors sur une surface grisâtre, légèrement irrégulière et parsemée de taches brunes dues à des dépôts de pigment. La consistance de ce tissu est ferme; à la coupe, il résiste au scalpel, et la surface de section est lisse, peu humide, pouvant cependant laisser échapper, à la pression, une faible quantité de sérosité sanguinolente; mais habituellement, la vascularité est peu prononcée. Le tissu malade est dense, imperméable, résiste à l'enfoncement avec l'ongle et, plongé dans l'eau, il gagne le fond du vase. La coloration de la coupe est d'un gris ardoisé, marbrée de taches brunes ou même noires. Souvent, on ne voit pas, sur la surfàce de section, d'intersections fibreuses bien accentuées; mais, d'autres fois, on constate très-bien, surtout à la loupe, la présence de lignes blanchâtres, circonscrivant des espaces plus ou moins réguliers et plus ou moins grands. Ces lignes sont le résultat de l'hypertrophie du tissu connectif qui sépare les lobules primitifs et les lobules secondaires. La coupe montre de plus que dans l'intérieur du poumon, le tissu sclérosé forme un relief sur le tissu sain.

Examen microscopique. — Sur les coupes de la plèvre on trouve un tissu fibreux contenant des fibres lamineuses et élastiques, beaucoup de noyaux de tissu conjontif et des vaisseaux sanguins dont les parois sont très-notablement épaissies (1). A

(1) Hérard et Cornil, loc. cit., p. 172.

l'état frais, on trouve de plus des granulations graisseuses en plus ou moins grande abondance, qui disparaissent en presque totalité après durcissement dans l'acool ou l'acide chromique.

Nous avons vu que, assez souvent, on rencontre sur la surface de la plèvre des saillies plus ou moins volumineuses; quand on incise ces mamelons, on constate qu'ils sont formés par des épaississements partiels de la séreuse: ce sont de petits fibrômes tout à fait comparables à ceux que l'on rencontre sur le foie, sur la rate, dans les cas de périsplénite, et qui sont très-fréquents chez les vieillards. D'après M. Vulpian (1), ces petits fibrômes, qui ont l'aspect cartilagineux, sont formés par un *tissu kératoïde*, c'est-à-dire analogue au tissu de la cornée. A l'examen microscopique, on trouve une substance intercellulaire homogène, avec des noyaux de tissu conjonctif relativement rares, et ordinairement il y a peu de fibres élastiques. Ces tumeurs sont généralement peu vasculaires; pourtant on y trouve quelquefois un nombre assez considérable de vaisseaux. On ne sait rien des lymphatiques; dans la plupart des cas on n'a pas trouvé de nerfs, mais il est probable que ces recherches n'ont pas été suffisamment poursuivies. Le développement de ces fibrômes se fait de la façon suivante: sous l'influence d'une irritation, les cellules du tissu connectif se multiplient peu relativement, et cette mul-

(1) Vulpian. Cours de la Faculté de médecine de Paris, 23 juin 1868.

tiplication est accompagnée d'augmentation considérable du tissu intercellulaire homogène ou fibrillaire, ce dernier résultant d'une division des couches qui constituent le tissu homogène. Les vaisseaux se développent aussi dans certains cas, d'une façon exagérée, relativement aux vaisseaux du tissu voisin.

Les épaississements pleuraux peuvent subir la dégénération graisseuse ; ce fait était bien évident sur une préparation microscopique qu'a bien voulu me montrer M. Liouville et où nous avons pu suivre la marche de l'altération. Au centre de certaines cellules, nous avons constaté quelques granulations graisseuses très-fines, devenant de plus en plus nombreuses à l'intérieur de cellules voisines et finissant par en distendre considérablement d'autres, où l'on distinguait cependant encore très-nettement la membrane et le noyau. Outre cette dégénération graisseuse, le tissu peut aussi être envahi par la dégénérescence calcaire simple (obs. V, VI); à l'examen microscopique, on trouve les sels calcaires sous forme de granulations noires disparaissant sous l'influence de l'acide chlorhydrique.

Dans le tissu pulmonaire, le processus est analogue à celui des fibrômes de la plèvre ; il y a prolifération des cellules de tissu connectif, prolifération relativement peu intense et accompagnée d'augmentation considérable du tissu intercellulaire. J'ai cependant rencontré plusieurs fois dans mes préparations microscopiques et surtout dans les points du tissu sclérosé qui avaient une teinte un peu plus pâle que le reste de l'altération, des accumulations assez considérables de noyaux et de petites cellules, ressemblant tout à fait à ce que M. Robin a décrit sous le nom de *cytoblastions* (variétés cellule et noyaux libres). Une de ces préparations a été dessinée par mon ami Rozan; on peut voir (fig. 3) les éléments disposés principalement autour d'un vaisseau et s'étendant de là assez loin; ils n'ont pas été tous figurés. Le dessin montre de plus ces noyaux et petites cellules séparés par des fibres élastiques, au milieu desquelles se trouvent aussi des accumulations pigmentaires; (cette préparation a été faite après durcissement dans l'acool et traitée par la glycérine et l'acide acétique). M. Vulpian qui a bien voulu l'examiner ne croit pas que cet amas de noyaux et de cellules soit le résultat d'une granulation tuberculeuse. La lésion la plus importante, celle qui caractérise la pneumonie interstitielle, c'est l'épaississement des cloisons des alvéoles pulmonaires et des parois interlobulaires. Ce tissu connectif, mou et très-vasculaire au début (1), subit plus tard un ratatinement et est transformé en un tissu calleux, dépourvu de vaisseaux; c'est à cette dernière période que l'épaississement des cloisons est devenu tel que toutes les cavités alvéolaires sont effacées dans certains points; les cloisons primitives

(1) Niemeyer. Traité de pathol. int. et de thérap., 1868, t. I, p. 233.

ne sont plus indiquées alors, à l'examen microscopique, que par la disposition des vaisseaux et par la pigmentation qui s'est faite autour d'eux (1). Un fait important à signaler, c'est que c'est autour des bronches et des petits vaisseaux que la végétation nouvelle de tissu conjonctif et le dépôt de pigment sont le plus abondants (2).

Dans l'intérieur des alvéoles, se rencontrent en nombre variable des éléments sphériques plus ou moins déformés, envahis par des granulations noires, c'est ce que l'on voir (fig. 4); ce sont des cellules épithéliales ou des leucocytes remplis de granulations pigmentaires; et à côté, des corps plus petits, à bords très-réfringents; ce sont des granulations graisseuses. On peut remarquer de plus que les parois des alvéoles sont deux ou trois fois plus considérables qu'à l'état normal, et qu'entre les fibres du tissu connectif se trouvent quelques granulations pigmentaires.

Observation Ire.

La nommée B..., âgée de 77 ans, est admise à la Salpêtrière le 18 décembre 1867. Cette femme entre plusieurs fois à l'infirmerie, dans le service de M. Vulpian, pour des attaques de coliques hépatiques.

Reçue de nouveau, il y a quelques jours, à la salle Saint-Jean, n° 22, on constate, à l'examen de la poitrine, les phénomènes suivants : thorax déformé; à l'auscul-

(1) Hérard et Cornil, loc. cit., p. 175.
(2) Hérard et Cornil, p. 173.

tation, râles sonores peu abondants avec quelques râles muqueux aux deux bases et dans toute la hauteur des poumons, en avant et en arrière. L'expectoration est peu abondante; rien au cœur ; la malade dit n'avoir jamais eu d'œdème. On diagnostique un emphysème pulmonaire.

Autopsie le 7 *mai* 1868. — J'indique très-sommairement les détails nécroscopiques relatifs à la cavité abdominale : canal cholédoque très-dilaté au niveau de l'ampoule de Vater; gros calcul arrêté en ce point. Dans l'intérieur même de la substance du rein droit, est logé un calcul de plus petite dimension. Restes de péritonite ancienne au niveau du côté droit de la face inférieure du foie, où se trouvent des brides fibreuses très-fortes.

Voici ce que l'on constate dans la cavité thoracique :

Poumon droit. — Le sommet ne présente pas d'adhérences ; mais à sa surface et à la partie interne, on trouve une lame transversale, grisâtre, avec marbrures noires, très-superficielle et légèrement déprimée. Cette lame, longue de 1 cent. et demi environ, ayant de 5 à 8 millimètres au niveau de sa plus grande largeur, est nettement séparée du tissu voisin qui est entouré de saillies emphysémateuses. A la loupe, on voit nettement, à la surface de la plaque, quelques-unes de ces bosselures. De cette lame, part se dirigeant en dehors, une sorte de traînée formée du même tissu. Le feuillet viscéral de la plèvre n'est pas sensiblement épaissi.

A la coupe, le tissu résiste au scalpel; la surface de section est lisse, humide, d'un gris cendré avec taches brunes. La loupe permet d'y constater l'ouverture de quelques capillaires, et, par la pression, on fait sortir une petite quantité de sang ; de plus, on aperçoit la coupe de quelques bronchioles. Il n'existe pas de tractus fibreux bien accusés au niveau des sillons interlobulaires. La ligne de séparation du tissu sain et du tissu morbide est très-irrégulière. A la face profonde de ce dernier, existent des noyaux séparés par du tissu emphysémateux. Les îlots de substance indurée les plus volumineux ont à peine 3 à 4 mill. de profondeur, résistent à l'enfoncement avec l'ongle, ne sont pas crépitants et plongent rapidement au fond de l'eau.

Dans le sillon qui sépare le lobe moyen du lobe supérieur, existe un petit noyau crétacé de la grosseur d'une lentille. Congestion intense du lobe inférieur; emphysème de tout le poumon.

Poumon gauche. — Pas d'adhérences au sommet où l'on trouve une légère induration tout à fait semblable à celle du poumon droit; de plus, petite nodosité crétacée.

Congestion à la base avec noyaux de pneumonie catarrhale.

Observation II.

Le 10 mai 1868, à l'autopsie d'un homme âgé de 49 ans, mort de pneumonie, dans le service de M. le docteur Gallard, à la Pitié (1), je trouvai les lésions suivantes :

Poumon gauche. — Adhérences pleurales très-nombreuses; la plèvre est considérablement épaissie et recouvre la face externe du poumon dans presque toute la

(1) Je dois à l'obligeance de mon ami Fioupe d'avoir examiné les pièces qui font le sujet de cette observation, ainsi que celles de l'observation IX.

hauteur; le lobe inférieur est atteint d'hépatisation rouge.

Le sommet offre quelques adhérences très-faibles et circonscrites. Il est d'une coloration rosée, sillonné par deux bandes transversales, froncées et légèrement déprimées, l'une antérieure, l'autre postérieure. La bande antérieure, longue de 3 à 4 cent., et large de 1 cent. environ est d'un brun grisâtre avec quelques taches laiteuses; on n'aperçoit pas de ramifications vasculaires à sa surface. La coupe montre que la couche la plus superficielle (1 à 2 mill. à peine) de la substance pulmonaire est seule atteinte, et que les taches d'apparence laiteuse sont dues à des épaississements partiels du feuillet viscéral de la plèvre. Le tissu du poumon, à ce niveau, a une coloration grise; il est manifestement induré et ne crépite plus. La bande postérieure, située à 2 cent. environ en arrière de la première, est plus petite, très-superficielle aussi et présente identiquement les mêmes caractères.

Poumon droit. — Adhérences très-nombreuses et anciennes de la plèvre aux parois thoraciques; congestion de tout l'organe; rien au sommet.

Reins. — Diminués de volume; leur surface est inégale et mamelonnée; leur tissu est décoloré.

Observation III.

La nommée G..., âgée de 83 ans, ancienne blanchisseuse, meurt de faiblesse sénile, le 15 mai 1868, dans le service de M. Vulpian, à la Salpêtrière.

Cette malade est entrée une première fois à l'infirmerie, le 17 février 1868. A cette époque, on constate de la submatité à droite et en arrière, mais pas de râles crépitants ni de souffle; démence sénile. Elle sort dans le même état, le 4 avril.

La malade rentre un mois après. A ce moment, faiblesse sénile, eschares au sacrum; elle est gâteuse. Battements du cœur tumultueux; peut-être souffle au premier bruit. Mort le 15 mai.

Autopsie. Poumon droit. — Poids 350 grammes; le sommet présente quelques adhérences assez bien circonscrites et qui paraissent anciennes. Tout à fait à la partie supérieure, se trouve une plaque d'un blanc jaunâtre, longue de 4 à 5 centimètres, large de 1 1/2 à 2 centimètres environ, présentant à sa surface de petites saillies mamelonnées, de la grosseur d'une tête d'épingle, d'une coloration analogue à celle de la plaque, et n'offrant aucun des caractères de la granulation grise. Outre ces saillies, on aperçoit par transparence des taches brunes de dépôts pigmentaires. La plaque est limitée elle-même par une ligne noire, due à une accumulation de pigment qui se trouve là en plus grande quantité que dans le reste du poumon.

A la coupe, le tissu, qui a une épaisseur de 1 centimètre environ, présente une coloration d'un gris ardoisé, marbré de taches plus foncées. La surface de section est plane, non granuleuse, parcourue par quelques tractus cellulo-fibreux peu apparents; on y aperçoit l'ouverture d'un petit nombre de bronchioles et de rares vaisseaux sanguins. Pressé entre les doigts, ce tissu très-manifestement induré résiste à l'enfoncement avec l'ongle; il est dense, imperméable, ne crépite pas; plongé dans l'eau il tombe rapidement au fond du liquide.

La plèvre offre un épaississement de 1 à 2 millimètres,

et des coupes pratiquées au niveau des saillies que nous avons trouvées à la surface montrent d'une façon très-nette que ces mamelons sont le résultat d'hypertrophies partielles du feuillet viscéral de la séreuse. La ligne de démarcation entre le tissu induré et le tissu pulmonaire sain est bien manifeste; on ne trouve sur la limite ni bronche ni vaisseau dont le trajet paraisse interrompu. (Voir fig. 1).

A la face externe du lobe moyen, on aperçoit une petite saillie d'un blanc grisâtre, située immédiatement sous la plèvre. Il y a de la congestion à la base; le reste du poumon présente de l'emphysème avec œdème.

Poumon gauche. — Son poids est de 450 grammes; adhérences au niveau du sommet, qui est occupé par une plaque transversale dont les dimensions sont un peu plus grandes que celles de la plaque du sommet droit. Les caractères extérieurs sont les mêmes, sauf la présence de vascularisations très-fines de vaisseaux étoilés, et l'absence de saillies mamelonnées. Quand on détache le feuillet viscéral de la plèvre, ce qui se fait plus facilement que pour le côté opposé, on peut se convaincre que ces petits vaisseaux sont situés immédiatement sous lui et rampent à la superficie du poumon.

A la coupe, même aspect que dans le cas précédent. Le tissu plongé dans l'eau tombe lentement au fond du vase, tandis que celui qui est pris immédiatement à côté surnage.

A la face externe du lobe inférieur et à la superficie de ce lobe, on trouve un noyau induré, de la grosseur d'une cerise, offrant au centre une coloration rouge, et sur les bords une coloration grisâtre qui se voit à la surface pleurale où la base est plus large; en un mot c'est un infarctus. Dans le reste du poumon, emphysème avec œdème.

Cœur. — Condylômes sur les nodules de Morgagni ; légère insuffisance aortique.

Observation IV.

La nommée G..., âgée de 74 ans, ancienne matelassière, entre le 24 mars 1868, à l'infirmerie de l'hospice de la Salpêtrière, dans le service de M. Vulpian. Cette femme, couchée au n° 23 de la salle Saint-Mathieu, se plaint d'éprouver depuis trois mois, une grande faiblesse avec perte d'appétit ; elle tousse depuis trois ans, surtout pendant l'hiver ; oppression facile depuis cette époque.

L'auscultation de la poitrine permet de constater l'existence de râles sonores et ronflants ; les battements du cœur sont réguliers ; pas de bruits anormaux.

25 mars. On ne trouve que des signes de bronchite.

6 mai. Rien de net à la poitrine ; le murmure vésiculaire est diminué en certains points, augmenté en d'autres où il y a presque du souffle.

Le 23. Mort par inanition à 6 heures du soir. Cette femme s'est obstinée à ne pas manger.

Autopsie. — Rien de particulier à noter, au point de vue qui nous occupe, dans les organes autres que ceux contenus dans la cavité thoracique.

Poumon gauche. — Poids 540 grammes. Le sommet adhère aux parois thoraciques ; des adhérences semblables s'observent au niveau du diaphragme et entre les lobes ; elles paraissent récentes. Il y a un peu de sérosité dans la cavité pleurale. Emphysème du bord tranchant et de la partie inférieure du lobe supérieur. Les deux tiers inférieurs du poumon sont indurés et offrent les caractères de l'atélectasie en certains points, de la pneumonie catarrhale en d'autres. Les petites bronches laissent échapper du muco-pus en assez grande abondance. On ne trouve de tubercules ni dans le tissu pulmonaire, ni dans les ganglions.

Le sommet du poumon présente une plaque blanchâtre qui en occupe presque toute la largeur. La coloration n'est pas uniforme ; rosée par places, ce qui tient à ce que certains lobules pulmonaires n'ont pas été envahis par l'altération, elle est, au contraire, en d'autres endroits, d'un gris brunâtre, parsemée de taches noires dues à un amas plus considérable de pigment en ces points. Cette accumulation devient surtout énorme à la partie inférieure et antérieure de la lésion. A la partie supérieure et externe, on remarque aussi un petit noyau de tissu fibreux entouré d'un cercle pigmentaire.

Ces divers détails se voient bien sur le dessin que je dois au crayon de mon ami Rozan. On peut voir, en outre, en un point de la surface pleurale, un groupe de saillies de la grosseur d'une tête d'épingle et d'une coloration blanc jaunâtre ; sous la plèvre épaissie rampent quelques vaisseaux capillaires (fig. 2).

Une section est pratiquée dans le sens de l'axe vertical, qui divise la partie indurée en deux moitiés à peu près égales, l'une antérieure, et l'autre postérieure. Le tissu résiste et crie sous le scalpel. La surface de section est humide et plane, s'étend dans le tissu pulmonaire, à une profondeur de 1 cent. 1/2 environ ; sa coloration d'un gris ardoisé n'est pas uniforme ; on y remarque des îlots blanc-grisâtres. Cette surface est sillonnée par des tractus cellulo-fibreux qui circonscrivent des espaces plus ou moins réguliers, répondant bien évidemment aux lobules du poumon, primitifs et secondaires; quelques rares vaisseaux capillaires sont situés dans l'épaisseur de ces cloisons. On aperçoit la coupe de bronchioles, dont le calibre est peut-être un peu plus grand qu'à l'état normal. De la partie interne de la plaque, à la limite de la portion indurée et du tissu sain, part un vaisseau relativement considérable qui, après un trajet de quelques millimètres dans l'épaisseur même de la substance sclérosée, diminue successivement de volume, se rend sous la plèvre et donne là les ramifications que nous avons signalées précédemment.

Le tissu morbide est imperméable, résiste à l'enfoncement, et, plongé dans l'eau, tombe rapidement au fond du liquide. Diverses coupes pratiquées au niveau des saillies, constatées sur la surface de la plèvre, permettent de s'assurer que ces mamelons sont dus à des épaississements partiels de la séreuse.

Poumon droit. — Poids, 560 grammes; adhérences au niveau du bord postérieur, de la face externe et du sommet; emphysème du bord tranchant. A la base, lésions semblables à celles signalées pour le poumon gauche; pas de tubercules.

Le sommet a la même coloration que le gauche, mais les taches pigmentaires y sont en moins grande quantité. En promenant le doigt sur cette partie de la surface pulmonaire, on perçoit une résistance anomale. La partie interne présente un froncement avec dépression, qui est le résultat de la présence de lignes cellulo-fibreuses très-superficielles, n'aboutissant à aucune nodosité, sans bronche ni vaisseau coupé ou oblitéré à ce niveau. Au-dessous de ces lignes, en un mot, le tissu est normal. Il en est une de 4 à 5 centimètres de longueur, qui est comme le centre d'où partent en rayonnant les autres, moins longues et moins accentuées. Sous la plèvre épaissie rampent quelques vaisseaux capillaires.

A la coupe, mêmes caractères de coloration, d'imperméabilité, etc., que pour l'autre poumon ; mais il est une particularité qu'il est bon de signaler : la plaque n'a pas la même épaisseur dans toute son étendue et, à sa partie interne, cette épaisseur n'est que de quelques millimètres. C'est là que se trouve un vaisseau assez volumineux, dont la moitié supérieure seule de la coupe est envahie par la sclérose, tandis que la moitié inférieure est entourée par du tissu pulmonaire encore sain. On trouve, à côté de ce vaisseau, une bronche d'un calibre à peu près égal, et qui est entourée complétement par l'altération.

Observation V.

La nommée G..., âgée de 81 ans, journalière, entre à l'infirmerie de la Salpêtrière, dans le service de M. Vulpian, le 19 juin 1868, et y meurt deux jours après de pneumonie.

Nécropsie. — Je passe sous silence les détails relatifs aux viscères abdominaux et à l'encéphale.

Poumon droit. — Poids 770 grammes ; adhérences considérables de la plèvre aux parois costales, surtout au sommet qui est transformé en une masse dure, offrant l'aspect de la pneumonie chronique. La section montre des bronches dilatées, à parois rigides, quelques-unes des divisions un peu dures, envahies probablement par de la matière calcaire. De cette masse, partent des traînées résistantes, blanches, qui vont le long du bord convexe; au milieu de ces traînées, on remarque des vacuoles formées par des bronches dilatées. Dans les lobes inférieur et moyen, pneumonie granulée et lobulaire très-marquée (1er et 2e degré). Sous la plèvre, on trouve de petits îlots de granulations fines, un peu grisâtres, au milieu de masses pigmentées.

Les ganglions bronchiques sont hypertrophiés, assez durs à la coupe et laissant voir quelques îlots granulés, grisâtres. Un de ces ganglions a ulcéré une bronche de deuxième ordre, en forme la paroi, et au milieu se voit une petite masse caséeuse. Pas de liquide dans la cavité pleurale.

Poumon gauche. — Poids 400 grammes; adhérences au sommet et au niveau des sillons interlobaires; emphysème de tout le poumon qui offre à la coupe un aspect grisâtre, mais sans dureté, et qui laisse échapper une sérosité spumeuse très-abondante; congestion à la base. A la face externe du lobe inférieur et immédiate-sous la plèvre, est un petit noyau d'un gris cendré avec commencement de dégénération calcaire au centre.

Le sommet est envahi par une plaque de 3 à 4 centimètres environ de longueur, de 1 cent. 1/2 à 2 cent. de largeur, faisant saillie au-dessus de la surface pulmonaire et séparée de celle-ci, dans sa circonférence, par une ligne noire déprimée. La limite formée par cette ligne presque circulaire, est bien nette; en dehors d'elle, les lobules pulmonaires sont rosés, nettement limités et parfaitement sains; pourtant, à gauche de la ligne et à 2 centimètres environ en dehors, existe une petite surface déprimée, occupant la largeur de deux lobules, d'un gris noirâtre, au centre de laquelle se trouve une tache grosse comme une lentille, de couleur jaunâtre; on y voit aussi par transparence quelques vaisseaux capillaires et, un peu plus bas, une traînée celluleuse parcourue par un vaisseau assez volumineux.

La grande plaque qui coiffe le sommet n'a pas une coloration uniforme. D'un blanc jaunâtre dans sa moitié supérieure, où elle a une consistance fibro-cartilagineuse, elle est au contraire gris cendré dans sa moitié inférieure où l'on remarque aussi quelques petites taches jaunâtres, analogues aux précédentes. Au niveau de cette moitié inférieure, on voit par transparence des vaisseaux capillaires nombreux.

A la partie inférieure de la plaque se trouve une surface à peu près d'égale étendue, colorée en noir par du pigment, et avec aspect légèrement laiteux de la plèvre viscérale, à ce niveau. On constate, à la coupe, un épaississement considérable de la plèvre (4 à 5 millimètres environ en certains points), avec commencement de crétification. Au-dessous, le tissu pulmonaire est induré dans une étendue de 2 centimètres, d'un gris ardoisé, légèrement humide, sans granulations à la surface, soit à la suite de la section avec le scapel, soit à la suite du déchirement avec les doigts. Des traînées blanchâtres, circonscrivant les lobules primitifs et secondaires, sont parfaitement visibles à l'œil nu. On remarque, en outre, l'ouverture de deux ou trois petites bronches et de quelques vaisseaux capillaires, et, par la pression, on fait sortir une faible quantité de sang.

Observation VI.

La nommée M..., âgée de 67 ans, entre une première fois à l'infirmerie de la Salpêtrière, dans le service de

M. Vulpian, le 7 mars 1864. A cette époque, râles de bronchite peu intenses. Sort guérie le 8 avril, c'est-à-dire un mois après.

Le 30 novembre 1865, cette malade entre de nouveau dans le service. A ce moment on constate une flexion latérale de la colonne vertébrale, avec convexité à gauche et déformation des côtes gauches qui forment saillie. Cette femme prétend être dans cet état depuis six mois seulement; depuis cette époque aussi, douleurs fréquentes. Avant ce temps, elle pouvait bien marcher, dit-elle. Elle a été placée depuis six mois dans le bâtiment des gâteuses; elle ne marche pas, dit ne pas avoir d'étourdissements. Arc sénile moyen, cataracte de l'œil gauche, leucoma à droite.

Elle a été prise, la veille, de point de côté avec frissons. A l'auscultation, on entend quelques râles sonores disséminés. La percussion donne une sonorité exagérée; on diagnostique : emphysème avec bronchite.

Sort en état gâteux le 23 décembre 1865.

Mort subite, dans son dortoir de Sainte-Claire, le 28 mai 1868.

Autopsie. — Rien de particulier à noter dans les organes abdominaux et encéphaliques.

La muqueuse trachéale présente une rougeur très-vive, violacée; on y voit quelques points blanchâtres; les bronches sont rouges aussi, et contiennent un mucus puriforme.

Poumon gauche. — Poids 250 grammes. Il est aplati, effacé pour ainsi dire; il reposait dans la concavité de la courbure de la colonne vertébrale.

Pas d'adhérences du sommet, mais on trouve à ce niveau une lame d'apparence fibro-cartilagineuse, blanc jaunâtre, d'aspect luisant, lisse, dirigée transversalement et située tout à fait à la partie supérieure. Cette plaque, longue de 3 à 4 centimètres, et large de 1 1/2 à 2 centimètres, est entourée d'une ligne pigmentée. Au-dessous d'elle on aperçoit quelques fines vascularisations. A la coupe, la plèvre ne se laisse pas entamer par le scalpel; elle est crétifiée par places, et présente une épaisseur de 1 à 2 millimètres environ ; au-dessous, on voit une très-légère couche de tissu pulmonaire d'une coloration gris cendré, avec points brunâtres. Ce tissu est imperméable et peu vasculaire.

Dans le lobe inférieur, on constate des taches purpurine sur la plèvre, avec quelques adhérences très-faibles et récentes à ce niveau. Vaisseaux de nouvelle formation entre les deux lobes, et légère pleurésie interlobaire; en outre, faisant saillie sous le feuillet viscéral, de petits grains arrondis, d'un blanc grisâtre, de la grosseur d'une lentille, et entourés d'un cercle noir de pigmentation. Le tissu pulmonaire est comme ridé tout autour; parfois, au-dessus de ces petits mamelons, passent deux ou trois capillaires. Profondément, dans le lobe inférieur, on trouve un noyau plus volumineux qui offre à la coupe l'aspect suivant : une zone grisâtre, solide, sous la forme d'un cercle concentrique, entourant une masse centrale calcaire et caséeuse; les petits grains superficiels, incisés, présentent une coupe qui ressemble tout à fait à cette dernière, si ce n'est qu'au centre, il n'y a point de ramollissement et d'état caséeux; leur tissu est gris noirâtre, de sensation de pneumonie chronique. Enfin, au lobe inférieur, on trouve une espèce de toile superficielle, d'aspect laiteux. Le poumon est emphysémateux.

Poumon droit. — Poids 350 grammes. Ni plaque, ni

adhérences au sommet. Mêmes petits grains sous la plèvre, peu nombreux, de même qu'au poumon gauche, du reste. Emphysème d'une grande partie du poumon. Rien dans les ganglions bronchiques.

Cœur. — Sérosité dans le péricarde, insuffisance aortique.

Observation VII.

Le 7 juin 1868, j'ai trouvé, à la salle d'autopsie de la Salpêtrière, la nommée P..., morte à la suite de vomissements de sang. Peu de renseignements sur cette femme; on apprend seulement qu'elle toussait habituellement et qu'elle a eu des hémoptysies à différentes reprises.

Autopsie. — Pâleur considérable de tout le corps; raideur cadavérique moyennement accusée; du sang sort par les narines; les deux pupilles sont égales et plutôt contractées.

Poumon gauche. — Pas de liquide dans la cavité pleurale; le poumon est emphysémateux; adhérences assez considérables au sommet; là aussi se trouve une plaque transversale, qui occupe toute la partie supérieure de l'organe, et lui forme comme une calotte d'aspect fibro-cartilagineux. La surface de cette plaque n'a pas la même coloration dans toute son étendue; dans les portions externe et médiane, elle est d'un blanc jaunâtre, très-épaisse, avec saillies mamelonnées de la grosseur d'une lentille, et parcourue par quelques vaisseaux de nouvelle formation: elle fait saillie au-dessus du tissu pulmonaire environnant qui est revenu sur lui-même. Dans la portion interne, la coloration n'est plus uniforme; ce sont des taches jaunâtres séparées entre elles par du tissu pigmenté, déprimées, avec tissu pulmonaire rétracté à la périphérie. La ligne de séparation du tissu sain et du tissu morbide, assez bien accusée à la partie antérieure, l'est moins en arrière, où la séreuse prend, à partir de la plaque, et dans une étendue de 3 à 4 centimètres, une teinte légèrement laiteuse. Au pourtour de la lésion, accumulation de pigment, et de plus, quatre petites granulations sous-pleurales qui, à l'œil nu, ont tout à fait l'apparence de granulations grises.

Une coupe est pratiquée dans le sens du grand axe; elle montre que les saillies de la surface sont formées par des épaississements de la plèvre; ce sont de petits fibromes. Mais, en outre, on peut voir l'épaisseur relative du feuillet viscéral qui, atteignant en certains points 2 à 2 1/2 millimètres, est à peine de 1 millimètre en d'autres.

La plèvre résiste fortement au scalpel et est crétifiée par places. Au-dessous se trouve le tissu pulmonaire sclérosé; l'induration qui atteint 2 à 2 1/2 centimètres en quelques endroits, a à peine envahi en d'autres la couche la plus superficielle du poumon.

La surface de section est plane, peu vasculaire, de couleur ardoisée avec points brunâtres; on y remarque à la loupe quelques tractus fibreux. Le tissu est imperméable, résiste absolument à l'enfoncement avec l'ongle et plonge dans l'eau. La ligne qui limite le tissu morbide fait relief sur le tissu sain.

A la partie inférieure du lobe, supérieur se trouven quelques autres plaques semblables, mais beaucoup moins développées. La coupe montre qu'il n'y a que la couche la plus superficielle du tissu pulmonaire qui soit envahie par l'induration ardoisée. A côté de ces plaques, deux granulations grises sous-pleurales, à la surface desquelles rampent des capillaires, et à la périphérie, comme du reste autour de celle qui est située à la partie supérieure, la matière noire est déposée en plus grande quantité que dans le reste du poumon.

Poumon droit. — Adhérences au sommet; poumon emphysémateux. Les lobes supérieur et moyen sont unis par une lame de tissu normal qui est jetée là comme un pont. A la partie supérieure de cette lame et inférieure du lobe supérieur, la plèvre viscérale est épaissie et vasculaire; au-dessous, et dans l'épaisseur même du poumon, on trouve un noyau de pneumonie chronique, gros comme un œuf de pigeon. Le tissu est transformé en une masse compacte, dure, sillonnée par des intersections fibreuses, blanches, très-épaisses.

Observation VIII.

Le 13 mai 1868, à la salle d'autopsie de la Salpêtrière, chez la nommée C....., âgée de 41 ans, morte dans le service de M. Charcot, on constate les lésions suivantes : sclérose des cordons antéro-latéraux de la moelle; érysipèle de la jambe.

Poumon droit. — Pas d'adhérences au sommet; à la partie antéro-supérieure de l'organe se trouve un léger froncement de 2 à 3 centimètres d'étendue; la coloration en est grise avec traînées pigmentaires; la consistance est presque normale; en pressant le tissu entre les doigts, on sent pourtant une induration très-légère. Au niveau des cloisons interlobulaires, on constate à la loupe une densification du tissu connectif avec aspect légèrement laiteux de la plèvre; là aussi le pigment est plus abondant. On ne voit pas de vaisseaux capillaires à la surface du froncement.

A la coupe, induration très-superficielle du tissu pulmonaire (5 à 6 millimètres d'épaisseur environ); la surface de section est lisse, d'un gris ardoisé avec taches brunes; la ligne de démarcation avec le tissu sain est bien nette.

A 2 centimètres environ au-dessus du froncement, on voit un îlot du volume d'une noisette, grisâtre et saillant sous la plèvre, qui est lisse à ce niveau, et au-dessus de laquelle on aperçoit des capillaires qui entourent la petite tumeur; la surface de section est plane, d'un blanc mat; le tiers de sa circonférence environ est séparé de la séreuse par du tissu induré analogue à celui du froncement; mais ce tissu ne s'arrête pas au pourtour de l'état caséeux, il s'étend de chaque côté dans une étendue de 1 cent. 1/2 à 2 cent., tandis que la portion qui est située dans l'intérieur du poumon se confond insensiblement avec le tissu sain sans interposition du tissu induré.

Il existe deux traînées blanchâtres partant du noyau de pneumonie lobulaire et s'avançant dans l'intérieur de l'induration.

Poumon gauche. — Le sommet présente des adhérences; on enlève avec la plèvre pariétale une légère couche de tissu induré qui occupe à la surface du poumon un espace à peu près semblable à celui occupé par le froncement droit. Il est ratatiné, revenu sur lui-même, et présente à la coupe une surface plane d'un gris ardoisé avec tractus fibreux.

Observation IX.

La nommée M....., âgée de 72 ans, ancienne cantinière,

entre, le 6 mai 1868, à l'hôpital de la Pitié, dans le service de M. le Dr Gallard.

Cette femme a eu treize enfants, qui tous sont morts; santé parfaite jusqu'à il y a un an environ. A cette époque, apparition, à la région hépatique, d'une tumeur sensible à la main et s'accompagnant de douleurs vives.

Il y a trois mois environ le ventre a commencé à augmenter de volume, et les jambes ont enflé il y a dix jours. Au niveau de l'angle gauche du maxillaire inférieur se trouve une tumeur dont l'apparition remonte à 1852 : elle est dure, bosselée et du volume d'une pomme d'api.

7 mai. Le ventre est très-distendu; on fait une ponction qui donne issue à 7 litres de liquide.

La malade meurt le 8 mai au soir.

Autopsie. — Foie plus petit qu'à l'état normal, avec bosselures nombreuses siégeant presque toutes à la face convexe; le tissu offre tout à fait l'aspect cirrhotique.

Poumon gauche. — Tout le lobe supérieur est atteint d'hépatisation; congestion dans le reste du poumon; au sommet, adhérences très-fortes, anciennes et provenant surtout d'un épaississement considérable de la plèvre pariétale. Les deux feuillets adhèrent très-intimement au tissu pulmonaire, à la partie interne du sommet. En dehors de cette adhérence existe une plaque traversant diagonalement le sommet, longue de 4 à 5 centimètres, large de 2 à 2 1/2 centimètres environ, et se reconnaissant à sa coloration grise, marbrée de noir, et à sa résistance au doigt. A son niveau, la plèvre est beaucoup moins épaissie qu'à la partie interne. La surface de cette plaque est accidentée de sillons et de bosselures, et limitée antérieurement et inférieurement par une dépression circulaire à convexité supérieure; dans les autres portions, ses limites sont moins nettement accusées. A la loupe, on aperçoit de fines ramifications vasculaires qui appartiennent au feuillet viscéral.

Une coupe est pratiquée dans le sens du grand axe de la plaque; le tissu crie sous le scalpel, il s'étend, en profondeur, de 2 centimètres environ dans sa partie centrale, pour diminuer successivement jusqu'à la périphérie. Sa coloration est d'un gris cendré piqueté de noir. Cette coupe est lisse, sans traces de granulations, et très-peu vasculaire; on y aperçoit la coupe de 4 à 5 petites bronches. Bien que tout le sommet de ce poumon soit envahi par de l'hépatisation rouge, la ligne de démarcation entre le tissu hépatisé et la plaque est bien nette et fait relief.

Poumon droit. — Forte congestion de tout le poumon; adhérences anciennes au niveau du sommet et aussi prononcées qu'à gauche, mais moins vasculaires. En enlevant avec soin la plèvre, on trouve au-dessous un tissu dur, gris noirâtre, occupant tout le sommet, et parcouru par quatre lignes sinueuses assez remarquables. De ces lignes, trois partent pour se diriger en avant, d'un centre commun déprimé en ombilic; la quatrième, transversale, d'une étendu de 4 à 5 centimètres, se confond insensiblement avec le tissu sain.

Plusieurs coupes sont pratiquées sur le tissu malade : une première divise le sommet au niveau de la dépression en forme d'ombilic; on voit alors que cette dépression est produite par la rétraction d'un petit noyau gris ardoisé, avec mélange de traînées blanchâtres, au centre duquel on aperçoit la coupe de deux petites bronches et deux masses caséeuses, de la grosseur d'un grain de chènevis. De ce noyau, et immédiatement sous la plèvre, un peu épaissie en cet endroit, partent pour se diriger transversalement, l'une en dedans, l'autre en dehors, deux bandes d'un gris ardoisé avec traînées blanchâtres. La bande interne, plus courte, va se confondre avec le reste de la plaque; la bande externe, longue de 4 à 5 centimètres, s'enfonce dans le tissu pulmonaire à une profondeur de 3 à 4 centimètres, se bifurque pour entourer un petit îlot de matière caséeuse, et va aboutir à une cavité capable de loger une noisette. La paroi de cette cavité est formée par du tissu pulmonaire granuleux et d'hépatisation rouge; dans le voisinage, en existe une autre plus petite, remplie de matière caséeuse, et entourée d'un cercle noirâtre très-peu épais. Sur des coupes antéro-postérieures, et par conséquent perpendiculaires à la première, on remarque, à la loupe, des intersections fibreuses, grisâtres, parcourant en général le tissu malade parallèlement à la surface de section.

A la partie supérieure du lobe moyen, et immédiatement sous la plèvre, existe un petit îlot de substance pulmonaire, pâle, lisse, planiforme à la coupe, sans traces de séparation des lobules, et séparé du tissu voisin par une ligne blanchâtre; sa couleur ressemble à celle de la substance corticale du rein.

Les deux dernières observations présentent un grand intérêt. Dans l'observation 8, j'ai constaté, au milieu du tissu induré, et partant de l'îlot caséeux, deux traînées blanchâtres très-peu étendues, de dégénérescence graisseuse; l'examen micrographique en a été fait. Il a été impossible, dans les deux cas, de constater la présence de granulations grises, soit au pourtour du noyau caséeux (obs. 8), ou des cavités (obs. 9), soit dans le reste du parenchyme pulmonaire. On n'est donc pas en droit d'affirmer la nature tuberculeuse de ces altérations. Ce que l'on peut dire c'est que la dégénération graisseuse peut envahir le tissu interstitiel.

CHAPITRE II.

PATHOGÉNIE ET ÉTIOLOGIE.

J'ai établi, en commençant, que l'inflammation chronique interstitielle du sommet des poumons s'observait très-fréquemment chez le vieillard. Sur 100 vieilles femmes de la Salpêtrière, mortes de toute espèce de maladies, et âgées de plus de 60 ans, Rogée a rencontré cette altération dans les quatre cinquièmes des cas environs (1). Beau donne une proportion encore plus forte (2) : Sur 160 malades mortes dans son service de la Salpêtrière, depuis le 1er février 1842 jusqu'au 31 septembre 1843, d'affections autres que la phthisie tuberculeuse, ce médecin a trouvé chez toutes, *excepté trois*, des cicatrices dans le sommet du poumon.

D'après le même observateur, cette lésion serait plus fréquente chez la femme que chez l'homme : sur 16 femmes, de tout âge, non phthisiques, mortes dans son service de l'hôpital de la Charité, du 1er avril au 30 novembre 1839, chez toutes il a trouvé des cicatrices, tandis que sur 13 hommes

(1) Rogée, loc cit.

(2) Beau. Études cliniques sur les maladies des vieillards (*Journ. de méd.,* 1843).

non phthisiques, morts dans le même laps de temps et dans le même service, il y en avait un quart dont le sommet du poumon ne présentait aucune altération, même la plus légère. Si l'on consulte la statistique donnée par E. Boudet (1) on trouve qu'entre 15 et 76 ans, il existe des traces de tubercules guéris dans les neuf onzièmes des cas. Au point de vue qui nous occupe, cette statistique ne peut donner que des renseignements insuffisants. L'observateur distingué que je viens de citer ayant réuni dans un même groupe, des altérations que l'on est en droit, je crois, de considérer comme d'origine différente.

Ordinairement la lésion siége dans les deux sommets; quelquefois cependant elle est limitée à la partie supérieure d'un seul poumon.

En présence d'une altération pulmonaire aussi fréquente, on doit se demander :

1° Quelle est la cause de cette lésion !

2° Pourquoi elle siége toujours au sommet?

Les indurations partielles et fibreuses disposées sous forme de lames minces qui traversent en un point le tissu pulmonaire sont considérées par Laënnec comme des traces évidentes de cicatrisation des cavernes, comme des reliquats de cette cicatrisation; quant « aux dépressions extérieures et froncées de la surface du sommet du poumon, elles ne sont

(1) Boudet. Recherches sur les transformations des tubercules pulmonaires, in Compte-rendu hebdom. des séances de l'Acad. des sciences, 1843, t. XVI, et thèse de Paris, 1843.

point des cicatrices, mais elles sont l'effet, en quelque sorte mécanique, d'une cicatrice réelle placée plus profondément dans le tissu pulmonaire (1). »

M. Andral (2) admet que : dans les cas où il existe des masses, des intersections cellulo-fibreuses, fibreuses, cartilagineuses, semblables à celles qui constituent les *cicatrices celluleuses*, si l'on ne voit pas de rameaux bronchiques venir se confondre avec elles, on ne peut plus tirer les mêmes conclusions de la présence de ces productions accidentelles; rien ne porte plus à penser qu'elles occupent la place d'une cavité, et l'on peut dans ce cas très-bien admettre qu'elles se sont développées d'une manière primitive, comme se forment le tubercule ou la mélanose. Quelques lignes plus loin, le même auteur ajoute que, dans les poumons des chevaux, il a quelquefois rencontré de semblables masses fibreuses ou cartilagineuses, et que chez eux rien ne démontrait ou ne faisait même soupçonner qu'elles eussent remplacé une cavité; pour M. Louis aussi, les froncements observés à la partie supérieure du poumon n'ont jamais paru correspondre à aucune lésion déterminée (3).

Dans une discussion sur la guérison des tubercules, qui eut lieu à Société de médecine de Paris,

(1) Laënnec. Traité de l'auscultation médiate, 1826, t. I, p. 610.

(2) Andral. Clinique médicale, 1834, t. IV, p. 372.

(3) Traité sur la phthisie pulmonaire, p. 35. — Dict. en 30, art. *Phthisie*.

et dont le compte-rendu se trouve consigné dans, la Revue médicale du mois de décembre 1837, Prus, médecin de la Salpêtrière, émit l'opinion que cette altération (froncement avec épaississement et aspect comme cartilagineux de la membrane qui coiffe les sommets du poumon) se rencontrait sur la grande majorité des cadavres, et que sa cause n'était pas bien connue. M. Fournet (1) reprenant chacune des raisons données par Laënnec pour établir que ces altérations sont le fait de la cicatrisation des cavernes, conclut qu'elles sont le résultat de pleurésies partielles. M. Cruveilhier dans une note *sur les principaux modes de guérison des tubercules pulmonaires* (2), admet aussi l'origine tuberculeuse de ces lésions du sommet des poumons.

En 1839, dans un travail remarquable dont les matériaux ont été recueillis à la Salpêtrière, Rogée (3) consacre quelques pages à l'étude des *indurations chroniques superficielles du sommet*, et voici la conclusion à laquelle il arrive : Je serais porté à croire, dit-il, qu'un travail d'irritation analogue à celui qui se développe autour des cavernes doit présider à leur formation, et je penserais volontiers qu'elles résultent d'une *inflammation chronique circonscrite;* mais la cause d'une inflammation si étrange, en vérité, je l'ignore.... »

(1) Fournet. Recherches cliniques sur les maladies des organes respiratoires, 1839.

(2) Cruveilhier. Bull. de la Soc. anat., 1839, t. XIV.

(3) Rogée, loc. cit.

Boudet (1), Beau (2) admettent au contraire l'origine tuberculeuse de cette induration. Ce dernier auteur s'explique sa formation de la manière suivante : « Dans un premier degré, la diathèse tuberculeuse se bornera à déterminer la sécrétion d'un, deux, etc., tubercules, sans donner lieu aux symptômes propres de la phthisie. Ce degré est le plus ordinaire : c'est celui qui se traduit plus tard dans les autopsies par les *indurations superficielles* de Rogée. »

N. Guillot, dans un mémoire publié dans les *Archives* (3), parle « de ces particularités anatomiques désignées sous le nom de *cicatrices pulmonaires*, dures, gonflées, irrégulières, appréciables au sommet des poumons, occupant dans les tissus une place plus ou moins étendue, d'épaisseur variable, de densité très-grande, criant sous l'action du scalpel et non perméable à l'air. » Mais il ne cherche pas à juger si « ces apparences de cicatrices sont le résultat de cavités superficielles ou profondes. »

M. Cruveilhier (4) a décrit cette altération sous le nom de *froncement ou ratatinement* et *d'induration mélanique ardoisée*, et la rattache à la guérison des granulations, des tubercules ou des agrégats tuber-

(1) Boudet, loc. cit.

(2) Beau. Études cliniques sur les maladies des vieillards (*Journ. de méd.*, 1843, p. 394).

(3) Guillot. Rech. anat et path. sur les amas de charbon produits pendant la vie (*Arch. de méd.*, 1845, p. 164).

(4) Cruveilhier. Atlas d'anat. path., t. II, 2e partie, XXXIIe livraison, et Anat. path. gén., t. IV.

culeux. Ce professeur a très-bien exprimé l'état du sommet dans certains poumons, par la phrase suivante : « dans une variété assez rare de ce mode de guérison (induration mélanique) le tissu pulmonaire noir est transformé en un tissu imperméable, mais fragile, à la manière d'une truffe de mauvaise qualité dont il a la consistance et la couleur. » Bricheteau (1) donne une origine tuberculeuse à ces froncements du sommet. Gillette (2) M. Durand-Fardel (3), considèrent la lésion comme une pneumonie chronique ; M. Grisolle (4) dit qu'il est difficile de lui assigner une cause véritable, mais il ne veut pas qu'on la prenne pour une cicatrice.

Comme on a pu en juger par cet exposé, plusieurs opinions sont en présence : tandis que les uns, avec Laënnec, admettent l'origine tuberculeuse de cette induration, les autres avec Rogée y voient une pneumonie chronique. Pour M. Fournet, elle est le résultat de pleurésies partielles.

Que faut-il penser de ces opinions? Ne pourrait-on pas assigner à cette lésion une cause qui rendît mieux compte et de sa fréquence et de sa structure anatomique ? C'est ce que je vais examiner en quelques mots.

Toutes les altérations de la trame organique du

(1) Bricheteau. Traité des maladies chroniques des voies respiratoires, et clinique de Necker.

(2) Gillette. Article *Vieillesse* du supplément au Dictionnaire des Dictionnaires de médecine.

(3) Durand-Fardel. Maladies des vieillards, 1854.

(4) Grisolle. Traité de path. int., 1865, t. II, p. 532.

poumon sont susceptibles de déterminer autour d'elles une inflammation chronique interstitielle. Les auteurs sont d'accord pour admettre que la sclérose du tissu pulmonaire peut reconnaître pour causes la pneumonie aiguë primitive ou la pleurésie, ce qui est rare, ou bien le développement du tissu cancéreux, l'infarctus hémorrhagique, l'apoplexie pulmonaire, l'abcès du poumon, les kystes hydatiques, la gangrène, les productions de nature syphilitique, etc. Dans la majorité des cas, elle se développe consécutivement à un dépôt de tubercules, et plus souvent encore à la suite du ramollissement de foyers tuberculeux. Elle peut succéder aussi aux congestions pulmonaires répétées, dans les affections cardiaques (1) et assez souvent, elle complique la bronchite chronique (2).

La plupart de ces altérations, considérées comme cause productrice de la pneumonie interstitielle du sommet, ne résistent pas à un examen sérieux; en effet, elles sont relativement rares, et de plus elles n'ont pas pour siége spécial la partie supérieure du poumon.

En raisonnant par exclusion, on arrive donc à se convaincre que la question ne peut être débattue qu'entre une pleurésie circonscrite, une production tuberculeuse et une bronchite chronique.

Faut-il admettre une pleurésie circonscrite? Mais

(1) Hérard et Cornil, loc. cit., p. 170.
(2) Niemeyer, loc. cit., p. 236.

alors, comment expliquer les faits analogues à ceux des observations 1 et 2, dans lesquels l'induration existe sans épaississement appréciable du feuillet viscéral de la plèvre? D'ailleurs, en considérant ce qui se passe dans les cas d'inflammation franche, ne sait-on pas que, si ordinairement la pneumonie s'accompagne de pleurésie plus ou moins intense, presque jamais l'inflammation de la plèvre n'altère la substance pulmonaire au point de la rendre imperméable à l'air?

Doit-on supposer l'existence antérieure d'une production tuberculeuse? Dans cette hypothèse, il faudrait, à l'exemple de E. Boudet et Beau, admettre que la tuberculisation des poumons est un état normal, puisque la presque totalité des individus non phthisiques du sexe féminin en seraient ou en auraient été atteints. « Si ce résultat singulier ne contredit pas précisément cette opinion, au moins est-il de nature à imposer une certaine réserve sur ce sujet (1). »

Ne serait-il pas possible, en suivant le processus anatomo-pathologique du tubercule, d'arriver à une conviction? L'affection tuberculeuse peut déterminer l'inflammation interstitielle de la partie superficielle du sommet, sous deux formes différentes : 1° à l'état de granulation grise, 2° à l'état de foyers tuberculeux, c'est-à-dire de pneumonie lobulaire caséeuse.

Dans l'hypothèse que la pneumomie interstitielle

(1) Durand-Fardel, loc. cit., p. 630.

est le résultat de la présence des granulations grises, il faut, de toute nécessité, admettre aussi que ces dernières se sont transformées, soit en ce que M. Cruveilhier a désigné sous le nom de *granulation de guérison*, soit en ce que Laënnec appelait *tubercule jaune*, celui ci ayant donné lieu à une cavernule cicatrisée. Dans le premier cas, on devrait trouver, à l'autopsie, cette granulation de guérison : c'est ce que l'on ne constate pas ordinairement; dans le second, on pourrait, à la rigueur, concevoir l'existence d'une cavernule ayant produit une inflammation interstitielle propagée à une distance relativement *considérable*, et qui, une fois vidée et cicatricée, ne laisserait plus trace de son existence. On sait bien que la cavernule consécutive au tubercule jaune peut se rétracter, se réduire en un noyau inodulaire de très-petite dimension. Mais, en admettant même que ce noyau passe inaperçu (ce qui est le plus souvent inadmissible, vu que l'examen du parenchyme pulmonaire porte sur une étendue de quelques centimètres à peine), on se rend difficilement compte d'une induration relativement aussi grande. Il semblerait plus rationnel de penser qu'il y a eu plusieurs cavernules cicatrisées et que le tissu morbide est constitué par une série de noyaux cicatriciels. Comment expliquer alors la présence de *bronchioles* dans l'épaisseur même du tissu sclérosé? Enfin, un dernier argument qui me paraît péremptoire, c'est qu'il est absolument exceptionnel qu'une caverne se développe par suite de la fonte d'une granulation (1).

Voyons ce qu'il faut penser de la pneumonie lobulaire caséeuse, envisagée à ce point de vue. Il est impossible de supposer, disent MM. Hérard et Cornil (2), « qu'une caverne, à son origine, ne communique pas avec l'extrémité d'une ou de plusieurs bronches. Le début d'une excavation est en effet l'agrandissement des infundibula par la destruction des cloisons, et comme tout infundibulum communique avec une bronche, il est clair qu'il doit en être de même pour la réunion de plusieurs infundibula en une seule cavité. » Il suit de là, qu'à la périphérie d'une caverne, même très-ancienne, cicatrisée, entourée d'une coque de tissu calleux et isolée par conséquent des conduits aériens, on devrait trouver, à la limite du tissu morbide et du tissu sain, une ou plusieurs bronches plus ou moins volumineuses, coupées juste à ce niveau, ce qu'on ne voit pas. Mais en outre, on ne comprend pas qu'il existe des *bronchioles* en plus ou moins grand nombre, dans le sein même du tissu frappé de sclérose.

A quoi donc rattacher une altération aussi fréquente? On sait que, chez le vieillard, la muqueuse bronchique est le siége habituel d'une sécrétion abondante, avec congestion permanente plus ou moins marquée. Cette bronchite chronique est en-

(1) Vulpian. Leçons professées à la Faculté de médecine de Paris, 1868.
(2) Hérard et Cornil, loc. cit. p. 161.

tretenue par diverses causes, parmi lesquelles il faut signaler les affections organiques du cœur et des gros vaisseaux. Il y a alors prolifération de tissu conjonctif autour de la paroi de la bronche, une péribronchite qui s'étend de proche en proche. Nous avons vu en effet, à l'examen microscopique, que l'hyperplasie conjonctive se développait surtout au voisinage des bronches et des vaisseaux. Mais de plus, cette péribronchite explique d'une manière satisfaisante la persistance et quelquefois même l'agrandissement du calibre des dernières ramifications bronchiques, par suite de la traction que le tissu pulmonaire en voie de ratatinement exerce sur les parois des bronchioles. A cette traction, peuvent s'ajouter d'autres causes plus ou moins probables.

Pourquoi cette lésion siége-t-elle toujours au sommet?

Rostan (1) pensait que cette altération était une atrophie résultant de la pression exercée sur le sommet du poumon, par la première côte devenue fort peu mobile chez les vieillards. Rogée faisait remarquer, de son côté, qu'il était possible que le frottement du poumon sur la première côté, agît comme cause non pas d'atrophie mais d'irritation. M. Cruveilhier se demande aussi si la circonstance mécanique de la pression du bord interne

(1) Cité par Rogée.
(2) Cruveilhier. Anat. descript., 1852, t. III, p. 475.

de la première côte sur le sommet du poumon ne pourrait pas exercer quelque influence sur le développement si fréquent des tubercules dans cette région et sur les indurations de tissu qui peuvent exister indépendamment de la présence des tubercules; mais cet auteur attache beaucoup plus d'importance à ce fait que : les lobules les plus perméables sont ceux du sommet du poumon, d'où il suivrait qu'ils agiraient plus habituellement que les lobules des autres régions du poumon, d'où peut-être la plus grande fréquence des tubercules dans le sommet (1).

SYMPTÔMES ET DIAGNOSTIC.

La pneumonie interstitielle du sommet des poumons, chez les vieillards, ne se décèle sur le vivant, par aucun signe capable de la faire soupçonner. Il semblerait, *à priori*, qu'il dût en être autrement. Nous avons vu, en effet, au chapitre *Anatomie pathologique*, que le caractère fondamental de la lésion qui nous occupe est l'induration du tissu pulmonaire, assez prononcée pour que ce tissu ne crépite plus et plonge au fond de l'eau. Or, toute induration, surtout quand elle est superficielle, se traduit habituellement par des signes non équivoques; mais si l'on considère que cette altération, limitée quelquefois à la couche tout à fait extérieure du sommet,

(1) Cruveilhier. Anat. descript., 1867, t. II, 1re partie, p. 288.

ne penètre d'ordinaire qu'à une profondeur de quelques centimètres, on sera moins étonné du peu de gêne occasionné par sa présence. Ajoutons à cela que très-souvent le tissu sclérosé se trouve bordé par des groupes de vésicules fortement distendues par de l'air (obs. 1), et que les signes fournis par l'emphysème masquent complétement ceux de la pneumonie interstitielle. Laennec (1) a entendu dans quelques cas, une diminution du murmure vésiculaire. Voici, du reste, comment il s'exprime «Aucun trouble dans les fonctions n'annonce ordinairement l'existence de ces cicatrices, surtout lorsqu'elles sont le plus parfaites et formées par un tissu tout à fait analogue aux tissus naturels de l'économie animale. J'ai observé seulement sur quelques sujets dont l'histoire donnait lieu de soupçonner le développement d'une pareille cicatrice, que la *respiration se faisait entendre avec moins de force* dans le point où on pouvait en supposer; mais quand la cicatrice est mêlée de beaucoup de matière noire, et surtout quand il s'y trouve des concrétions crétacés ou ostéo-terreuses, le malade conserve pendant longtemps, et quelquefois toute sa vie, un peu de toux et une expectoration muqueuse, demi-transparente, très-visqueuse et mêlée de points noirs.» Il n'est pas irrationnel d'admettre que cette pneumonie chronique du sommet peut subir la dégénération graisseuse, ainsi que cela

(1) Laennec, Traité d'auscult., 1826, t. I, p. 611.

arrive dans le cas de pneumonie chronique lobaire simple. L'observation 8 semble venir à l'appui de cette manière de voir. Dans ces cas rares, la dégénération graisseuse pourra aboutir à la formation d'une caverne, qu'il sera impossible de distinguer d'une cavité formée sous l'influence de dépôts tuberculeux.

EXPLICATION DE LA PLANCHE.

Fig. I. Coupe verticale du sommet du poumon droit atteint de pneumonie interstitielle. *a*, surface extérieure de l'altération. *b*, surface de section, au sein de laquelle on aperçoit la lumière de 5 bronchioles, *c*, un peu plus dilatées qu'à l'état normal. *d*, indique la coupe du feuillet viscéral épaissi de la plèvre.

Fig. II. Elle montre une plaque superficielle du poumon gauche. *a*, fibrômes de la plèvre. *b*, tractus fibreux appartenant au feuillet viscéral épaissi. *c*, ramifications vasculaires rampant sous la plèvre, à la surface du tissu induré. *d*, noyau fibreux entouré d'un cercle pigmentaire. *e*, accumulation de pigment.

Fig. III. Grossissement de 430 diamètres, oc. 3, obj. 8 de Hartnach. *a*, cytoblastions (variétés cellule et noyaux libres) développés surtout autour d'un vaisseau. *b*, cellule épithéliale envahie par des granulations pigmentaires. *c*, granulations graisseuses. *d*, fibres élastiques au milieu desquelles se trouvent des cytoblastions et des granulations pigmentaires. *e*, amas de pigment.

Fig. IV. Grossissement de 140 diamètres, oc. 4, obj. 4 de Hartnach. *a*, cellules épithéliales ou leucocythes contenus dans un alvéole et envahis par des granulations pigmentaires, par de la graisse en certains points. *b*, granulations graisseuses. *c*, parois des alvéoles épaissies. *d*, amas de pigment.

A. Parent, imprimeur de la Faculté de Médecine, rue M.-le-Prince, 31.

Fig. 1.

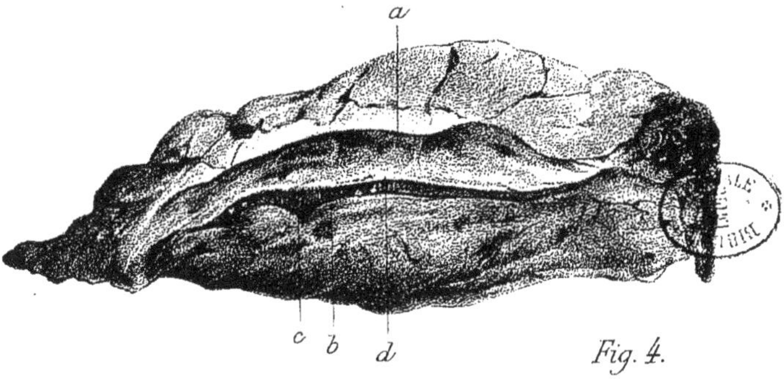

Fig. 3.

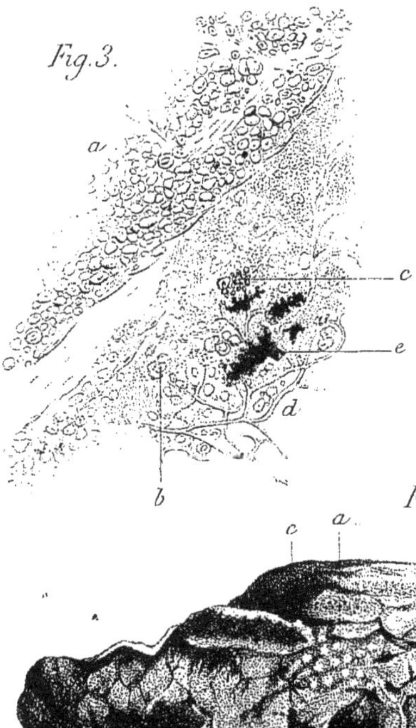

Fig. 4.

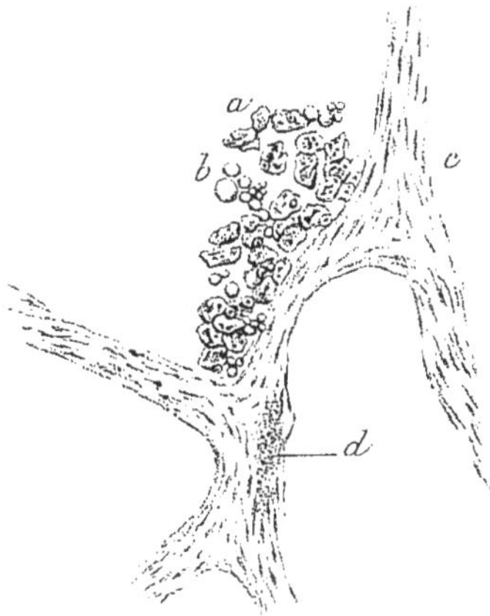

Fig. 2.

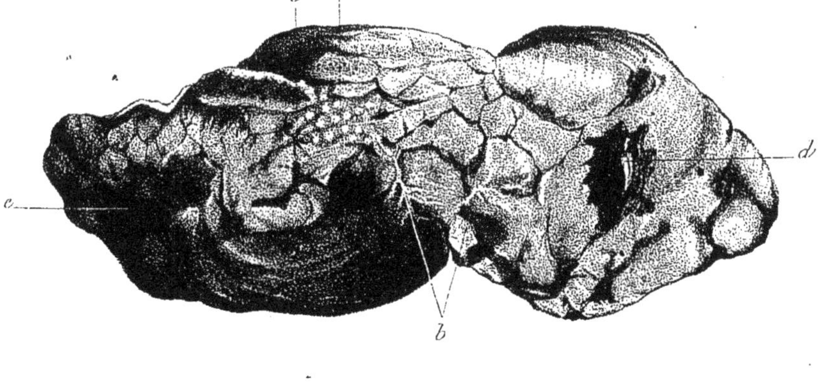

Rozan del. Arnoult lith. Imp. Becquet, Paris

www.ingramcontent.com/pod-product-compliance
Ingram Content Group UK Ltd.
Pitfield, Milton Keynes, MK11 3LW, UK
UKHW032006260826
14628UKWH00005B/2310

9 782019 650346